Faire disparaitre la graisse…

Les 11 Conseils, et règles
pour faire disparaitre la graisse du ventre

Pour atteindre ses objectives

Par

Eva-Michelle ROBERTS

LICENCE ET RESPONSABILITE DE CONDITIONS D'UTILISATION

atteindrez un quelconque résultat en utilisant les idées et techniques contenues dans notre matériel.

L'auteur se décharge de toute garantie (expresse ou implicite), de toute garantie d'aptitude à la vente ou dans un but particulier. L'auteur ne peut être tenu pour responsable, vis-à-vis de qui que ce soit, pour tous dommages génériques, spécifiques, secondaires, punitifs ou tout autre dégâts consécutifs survenant directement ou indirectement de toute utilisation de ce matériel, qui est fourni « en l'état » et sans aucune garantie.

<u>AVERTISSEMENT</u> Ce livre électronique contient des informations protégées par les droits de label privé. Toute reproduction ou utilisation non autorisée de ce matériel est strictement interdite. A ce titre, sauf accord de l'auteur, vous ne pouvez copier, diffuser, vendre ou donner tout ou partiel de ce ouvrage.

Vous pouvez imprimer cet e-book si cela vous en facilite la lecture, mais pensez aussi à la nature et à notre environnement.

-Tous droits réservés pour tout pays

Tables des Matières

Introduction

Avez-vous déjà songé à vous regarder dans un miroir en vous imaginant un peu mieux physiquement, si ce n'est pas beaucoup mieux que ce que vous voyez ? Vous n'êtes pas seul(e) dans votre dans ce cas, si tel est bien votre cas !

Notre désir pour les aliments gras et notre manque d'exercice sont l'une des principales préoccupations croissantes mondiales, surtout parmi les Nord-Américains, mais aussi les Espagnols, et les statistiques ne présagent rien de bon pour les années à venir ! Il fut un temps où l'on pouvait se dépenser au travail, car le travail était physique et exigeant, si ce n'était très lourd, notre seule journée de travail nous permettait de brûler les calories consommées pendant la journée.

Ce n'est plus le cas de nos jours. Avec la popularité croissante des ordinateurs, des jeux vidéo, de la télévision et des enfants qui préfèrent passer plus de temps sur les réseaux sociaux, contrairement à l'époque où les enfants passaient leurs journées à courir dehors, les choses s'annoncent mal, non seulement pour la génération actuelle, mais aussi pour les générations à venir qui seront toutes exposées à la même hygiène de vie que nous tous aimons tant... (et que nous subissons sans vraiment le savoir).

Malheureusement, et à nos frais, l'industrie de la perte de poids est en plein essor, avec son marketing de masse pour des produits inefficaces et prometteurs de fausse perte de poids instantané, démontrés en plus par des résultats tronqués. Les gens versent des dizaines de millions d'euros dans cette industrie en pensant qu'ils obtiendront les résultats annoncés. Mais à vrai dire, ces résultats instantanés ne viennent jamais et ces régimes ne marchent jamais.

La seule chose qui fonctionne vraiment dans la vie c'est le travail ! Mais ce n'est pas aussi dur que vous le pensez. Il s'agit d'observer la frénésie et de vous forcer à accepter la réalité telle qu'elle est, pour ensuite aller de l'avant avec une attitude positive et faire un effort.

Un simple régime et un peu d'exercice peuvent vous rapporter des résultats incroyables ! La plupart des personnes ont tendance à cesser tout effort lorsqu'ils ne voient pas de résultats immédiats, mais il faut du temps pour tout, même pour changer de ligne. Et rappelez-vous que rien n'est immédiat en cette matière. C'est là que la volonté prend toute son importance, pour vous aider à rester sur la bonne voie. Si vous restez concentré sur votre objectif de perte de poids et vous remettre en forme, vous réussirez.

Les étapes suivantes sont énoncées pour vous aider à atteindre ces objectifs. Il suffit de garder vos yeux sur le trophée, de rester concentré, de garder une attitude positive et de regarder fondre votre poids

Conseil N° 1 : Décider de faire rentrer une bonne hygiène dans sa vie.

Que se nourrir quotidiennement ? Combien d'aliments riches en calories ou en graisse mangez-vous sans vraiment le savoir ? Pour faire rentrer une bonne hygiène de vie, et atteindre ses objectifs de bien-être. La volonté et l'énergie que vous mettrez en oeuvre, pour réaliser votre réussite dépendra de votre force intérieure.

La meilleure façon d'identifier les choses qui vont mal dans vos habitudes alimentaires :

C'est de commencer à regarder les informations nutritionnelles sur les emballages des aliments que vous avez l'habitude de consommer et de les enregistrer dans un journal quotidien pendant environ une semaine.

En faisant cela, vous serez en mesure de définir ce que vous faites mal et ce que vous aurez besoin d'améliorer afin d'obtenir les résultats escomptés

- Nous avons l'habitude à penser à notre estomac, plutôt que de penser à une nutrition appropriée.

- C'est ce qui conduit à un gain de poids et, finalement, l'obésité. Le pire, c'est que le fast-food est beaucoup plus pratique pour la plupart des gens que de passer du temps dans la cuisine à mijoter un bon plat.

- Ce besoin permanent de la société actuelle pour toujours plus de commodité est une raison très importante des statistiques croissantes de l'obésité, toujours et encore en progression.

- C'est pourquoi il est si important dans un premier temps de noter tous   les aliments que vous consommez afin que vous puissiez analyser les domaines qui nécessitent plus d'attention.

Vous découvrirez exactement en observant la valeur nutritive des aliments consommés ce qui provoque chez vous ces kilos supplémentaires. À partir de là, vous allez pouvoir commencer à diminuer votre masse graisseuse en remplaçant les aliments gras avec des aliments plus sains.

- Une 400 g de graisse se compose de 3500 calories

- ainsi afin de perdre 400 g de graisse par semaine,

- vous aurez besoin de retirer 500 calories de votre alimentation quotidienne.

Si vous mangez 3000 calories environ par jour, vous risquez de perdre du poids en éliminant 500 des 3000 calories consommées habituellement en remplaçant les aliments malsains avec d'autres, plus sains, et/ou en incorporant un peu d'exercice dans votre quotidien.

- En retirant ces 500 calories,

- vous réduisez vos apports quotidiens à 2500 calories et

- en plus de cela, pourquoi ne pas décider de faire une demi-heure ou 45 minutes de course à pieds, de vélo ou de vélo elliptique.

- En brulant ces 500 calories supplémentaires,

- vous êtes alors à 2000 calories par jour avec moins d'une heure de cardiotraining et un choix d'alimentation plus sain.

À la fin de la semaine, ce sera 1 kg de poids en moins... et il y a de fortes chances pour que vous sentiez beaucoup mieux, à la fois mentalement et physiquement.

Non seulement vous transpirerez à nouveau pendant ces exercices, mais votre cœur et votre corps tout entier deviendront un véritable moteur dans le processus vers un mode de vie saine. Comme toujours, manger moins ou choisir des aliments plus sains combinés avec un peu d'exercice vous aidera à atteindre sérieusement de bons résultats qui, non seulement, renforceront votre confiance en vous, mais aussi la confiance que vous portent vos proches.

La pire chose que vous pouvez entreprendre c'est d'entamer un régime punitif drastique en ne vous alimentant presque plus dans l'espoir de perdre votre excédent rapidement. Cela vous conduira à la pire des catastrophes. Votre corps a besoin d'un minimum d'apport quotidiennement, s'il ne les obtient pas, il ira les chercher où il pourra les trouver… Malheureusement, il ne les puisera pas dans la masse graisseuse, mais dans votre masse musculaire.

Ensuite, lorsque vous mettrez fin à votre grève de la faim, vous entrerez dans une phase de boulimie alimentaire.

Vous obtiendrez de bien meilleurs résultats en appliquant une méthode éprouvée et testée en choisissant de manger :

> **des aliments plus sains et d'intégrer un peu d'exercice dans votre quotidien.**
>
> **Les résultats sont garantis.**

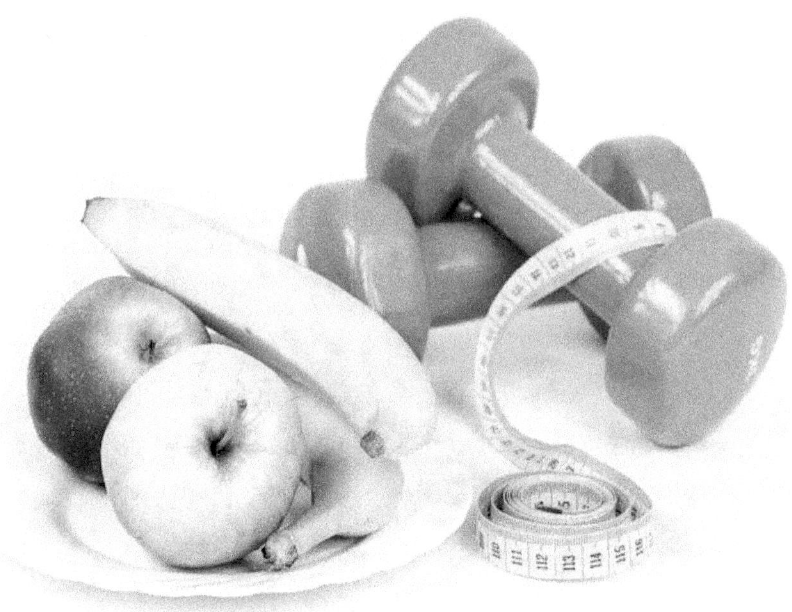

Conseil N°2 : Optez pour un programme sain

Après avoir découvert la quantité moyenne des calories inutiles que vous absorbez, vous devrez alors décider où faire des ajustements dans votre alimentation afin que des aliments plus sains prévalent sur les aliments gras.

Je vais prendre l'exemple d'un hamburger, vous savez le genre de hamburger (dont je tairais le nom) sur deux étages, deux steaks et autant de fromage et de mayonnaise, qui contient non seulement de nombreuses calories, mais aussi beaucoup de mauvais ingrédients, vous pouvez très bien envisager, au détriment de vos envies, de réduire votre consommation à un hamburger qui, bien que ce ne soit toujours pas un aliment forcément sain, sera beaucoup plus faible en calories et aura moins d'impact sur votre santé.

Mais reprenons sur notre double hamburger tout dégoulinant de sauce et de fromage.

Ce genre de sandwich contient à lui seul près de 500 calories et 40 g de matières grasses (lipides). On pourrait réduire les quantités en optant pour un simple hamburger qui ne contient que 255 calories et 9 g de matières grasses et prendre une petite portion de frites, qui comptabilise quand même 235 calories et 12 g de matières grasses, ou même les remplacer par des tomates ou une salade.

Et si vous avez toujours faim, prenez plutôt une salade ou une compote de fruits au lieu d'un second sandwich.

Certains restaurants, pour ne pas dire la plupart des chaines de restauration rapide, tentent d'offrir des aliments et des menus plus sains, mais malgré cela, leurs menus contiennent encore des sources calorifiques extrêmes. Certaines sauces et certains desserts par exemple.

Un seul dessert peut vous apporter plus de calories qu'il n'est nécessaire pour une seule journée.

J'ai l'exemple d'un dessert sous les yeux qui contient à lui seul plus de 2900 calories et plus de 430 g de matières grasses.

Imaginez maintenant en consommer un seul par semaine, c'est l'équivalent d'une journée complète qu'il vous faudra éliminer…

Imaginez aussi vous contenter de ce seul dessert pendant toute une journée.

Si vous avez besoin d'une solution rapide, mais aussi de quelque chose de savoureux et que vous trouvez la pizza commode et très agréable, optez plutôt pour une pâte mince avec du jambon et des légumes (ou des fruits) au lieu du chorizo et un surplus de fromage.

Ce ne seront pas moins de 200 calories que vous éviterez.

Les gens ont un profond attrait pour le « fast-food ». Cette appellation ne signifie pas seulement manger sur le pouce, mais aussi de commodité, car il est beaucoup plus facile de s'arrêter au « drive », que de fouiller dans le frigo pour essayer de mettre sur pied un repas décent. Alors, pourquoi se donner la peine de faire cuire votre propre nourriture quand un « fast-food » vous tendra toujours les bras, où que vous alliez.

Si la restauration rapide est pratique et vous semble incontournable, vous pouvez aujourd'hui choisir des aliments plus sains dans leurs menus.

- Modifiez simplement vos habitudes et réduisez les portions, je vous rappelle que si vous souhaitez perdre du poids il vous faudra vraiment apprendre à gérer les valeurs nutritionnelles au détriment de vos envies.

- Chaque aliment contient aujourd'hui le tableau des valeurs nutritives sur son emballage. Vous pouvez donc analyser ce que vous consommez.

- Certaines chaines de restauration rapide vous proposent même de composer votre menu chez vous en vous informant de ces valeurs depuis leur site Internet (liste des principales adresses à la fin du chapitre).

- Pour ceux qui ne vous proposent pas cette option, il faudra malheureusement commander les produits avant de savoir.

- Conservez les tableaux de vos produits préférés afin d'identifier ce que vous absorbez chaque fois que vous viendrez manger là-bas.

Lorsque vous garder un œil attentif sur ce que vous mangez, il n'y a vraiment aucune raison de blâmer l'industrie du fast-food, ou qui que ce soit d'autre, pour votre mauvaise forme ou votre

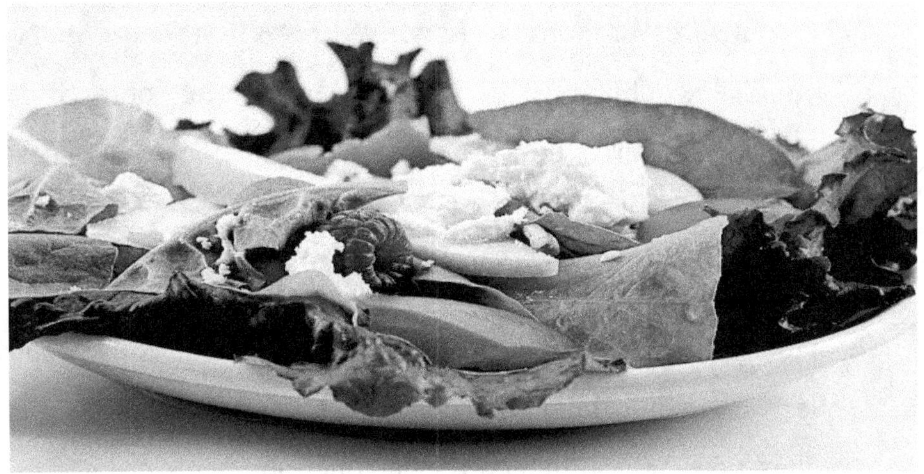

incapacité à perdre du poids. Les restaurants rapides sont pratiques, mais vous êtes seul responsable de ce que vous mangez et vous avez toujours le choix, c'est pourquoi il est préférable dès le départ pour un mode de vie saine de surveiller étroitement les aliments que vous mangez.

En outre, la perte de poids n'est que le début. Le poids peut augmenter à nouveau si vous négligez vos meilleures habitudes alimentaires au bout d'un certain temps. Vous avez le droit de « craquer », de temps à autre, à la seule condition de reprendre une alimentation saine dès le lendemain et de comptabiliser les calories englouties.

Satisfaire un besoin n'est pas du tout une mauvaise chose, vous ne devez pas vous priver, mais vous devez apprendre à gérer les calories afin de ne pas surconsommer à longueur de journée. **En gérant bien cela, il vous suffira d'une journée « fruits, légumes et salades » par exemple, pour équilibrer les choses.** N'oubliez pas de faire de l'exercice et pourquoi ne pas doubler la durée de vos efforts lorsque vous vous êtes fait plaisir ?

Pour choisir vos menus avant de vous rendre au restaurant, voici quelques sites de restaurants rapides qui vous proposent les valeurs nutritionnelles de leurs produits. Faites le bon choix chez vous tranquillement et en fonction, faites ce qu'ils vous recommandent : « je mangerais plus léger au prochain repas » !

- **McDonald** – faites votre menu:

  http://www.mcdonaldsmenu.info/nutrition/home.jsp

- **KFC** – rendez-vous dans « Notre Carte », « Bien manger », puis en bas « Valeurs Nutritionnelles »:

  http://www.kfc.fr/

- **Domino's Pizza** – deux exemples seulement :

  http://www.dominos.fr/engagement_nutrition.php

- **Pizza Hut** – liste complète des valeurs nutritionnelles :

  http://restaurant.pizzahut.fr/carte-restaurant/nutrition

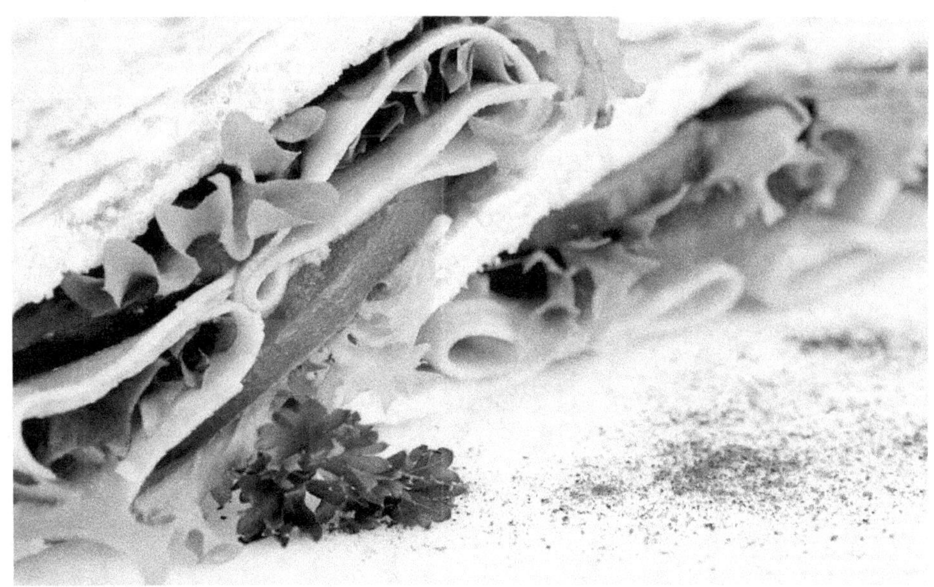

Nous n'avons parlé ici que des calories et des matières grasses, car ce sont sans aucun doute les deux valeurs principales auxquelles il vous faudra faire attention, mais d'autres éléments sont à considérer. Les sucres (glucides) et les protéines.

Les protéines sont importantes à notre organisme puisqu'elles constituent la base de toutes cellules vivantes. Les sucres, comme nous le savons, sont à éviter en trop grande quantité.

Conseil N° 3 : Diminuez votre apports nutritionnels

La répartition de plusieurs repas en portions plus petites par opposition à manger des repas énormes à un moment donné est un facteur important pour perdre du poids. Il a été prouvé que, non seulement, le rationnement de vos repas réduit votre apport calorique tout au long de la journée, mais il contribue également à stabiliser votre métabolisme.

Si vous avez l'habitude de manger 2 à 3 repas par jour, envisagez plutôt de manger 6 à 7 petits repas répartis tout au long de votre journée.

Une chose que les gens aiment beaucoup faire c'est de manger en se servant directement dans le paquet plutôt que de prendre ce dont ils ont besoin puis de bien ranger le paquet. Un bel exemple serait le fameux paquet de chips. Non seulement vous n'avez aucune idée de la quantité que vous consommez réellement, mais vous en mangerez généralement bien plus que nécessaire et même au-delà de votre envie initiale. Alors que vous auriez pu vous satisfaire en versant une petite quantité dans un bol et l'accompagner d'un fruit pour atteindre la quantité de nourriture dont vous aviez réellement besoin.

- **L'augmentation des apports est un facteur important de la croissance de l'obésité. Il y a toujours une cause, mais les personnes mettent le plaisir avant toute autre chose ce qui amène naturellement à un risque sanitaire.**

- **C'est pourquoi les repas rationnés sont un moyen pratique de prendre le contrôle sur vos mauvaises habitudes.**

- **Il faut de la discipline pour faire les ajustements et il n'y a vraiment aucune raison à se nourrir jusqu'à être «repu».**

Conseil N°4 :Placez chaque jour une nouvelle action, pour changer de vie

Vos mini apports sont donc à considérer et si vous avez encore un petit creux, reprenez- en un tout petit peu plus

plutôt que de remplir à nouveau votre assiette pour ensuite essayer de terminer tout cela.

Au lieu de défaire votre boucle de ceinture pour laisser passer tout ça, gardez plutôt un peu de place de manière à pouvoir faire un autre petit repas quelques heures plus tard tout en continuant à vous sentir bien, assez pour faire un peu d'exercice.

C'est un bon équilibre qui mènera à de meilleurs résultats. Appliquer ceci vous aidera à contrôler votre poids et lentement, il commencera à descendre.

C'est une sensation merveilleuse qui vous encourage à travailler encore un peu plus grâce à la confiance que vous prenez dans votre capacité à prendre le contrôle sur votre propre corps plutôt que de laisser vos envies prendre le contrôle sur vous.

Ceci peut vous sembler aller à l'encontre des conseils aujourd'hui plus que répandu : «ne grignotez pas entre les repas» !

Mais d'un autre côté, l'on nous dit : « mangez au moins 5 fruits et légumes par jour »…

Si vous voulez garder un niveau d'énergie constant tout au long de la journée, mangez moins et mieux aux repas dits «principaux» et n'hésitez pas à faire un encas à base de fruits ou de céréales en milieu de matinée et d'après midi. Votre métabolisme sera activé en permanence.

Vous gagnerez en énergie et n'aurez plus ce «coup de barre» de l'après repas et, cerise sur le gâteau, vous parviendrez à manger 5 fruits et légumes par jour.

Conseil N° 5 Vibrer... en consommez avec joie !

Pourquoi sont-elles importantes dans notre alimentation les fibres?

Eh disons, tout naturellement parce que les fibres aident à ôter les risques de certaines maladies courantes très mauvaises comme le diabète, les

maladies cardiaques, la diverticulose, le cancer du côlon et bien d'autres. Elles contrôlent également vos envies et désirs de plus de nourriture en vous aidant à obtenir cette satiété dont vous ave z besoin pour ne pas consommer plus de nourriture que nécessair e. Elles sont également nécessaires au bon fonctionnement de vo tre «tuyauterie intestinale».

L'apport moyen nécessaire en fibres par jour est de 30 g pour les hommes et de 20 g pour les femmes.

Les meilleures sources de fibres sont naturellement les fruits, les légumes, les légumineuses (lentilles, pois, haricots, etc.) et les pains complets.

Il y a suffisamment de sources de fibres et vous pouvez ajouter à votre alimentation en remplacement des aliments à faible teneur en fibres.

Il suffit de consommer 150 à 200 g par jour de légumes cuits ou crus ou 150 à 200 g de fruits et de compléter avec des céréales (pain complet) ou des légumineuses.

Les fruits naturels tels que : les oranges et les pommes contiennent bien plus de fibres et moins de calories que les jus. Vous pouvez ajouter des fruits à votre petit-déjeuner y compris les bananes, les raisins, etc. Les Pains complets, les biscottes et certaines céréales offrent une bonne quantité de fibres pour vous lancer pour la journée.

Vous pouvez même inclure **les haricots dans votre petit déjeuner** ou votre casse-croute, car ils ne sont pas seulement

une excellente source de fibres, mais ils contiennent aussi des protéines, qui sont excellentes pour vous aider à développer les

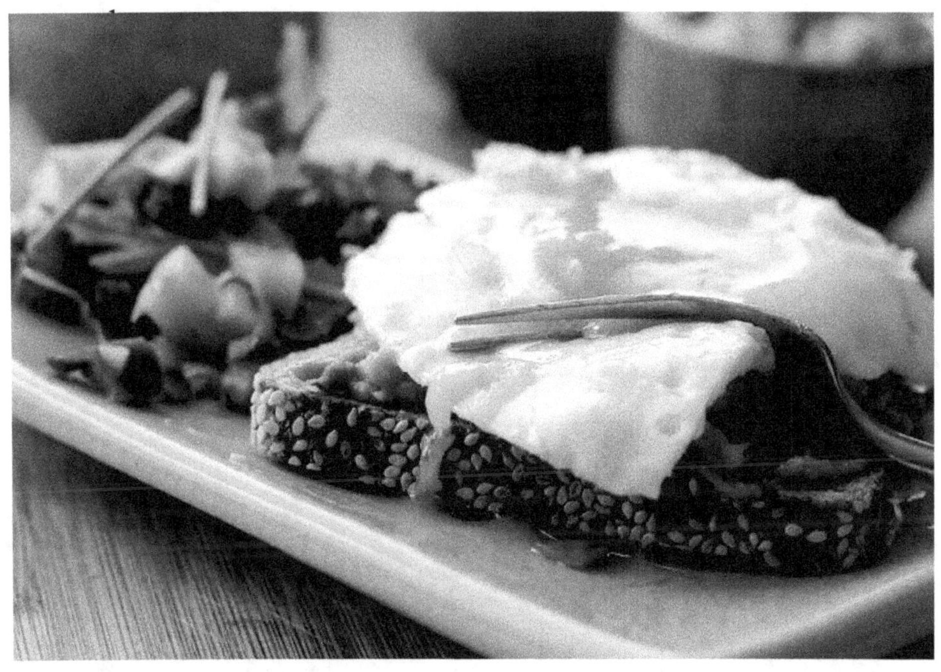

Oh bien ! Combien   d'entre nous déteste les légumes et pourtant très indispensable pour notre organisme et pour son fonctionnement, alors faites ce sacrifice pour votre bien-être.

Conseil : N° 6 Débarrassez-vous de la graisse du ventre

Animez en vous la force de réussir

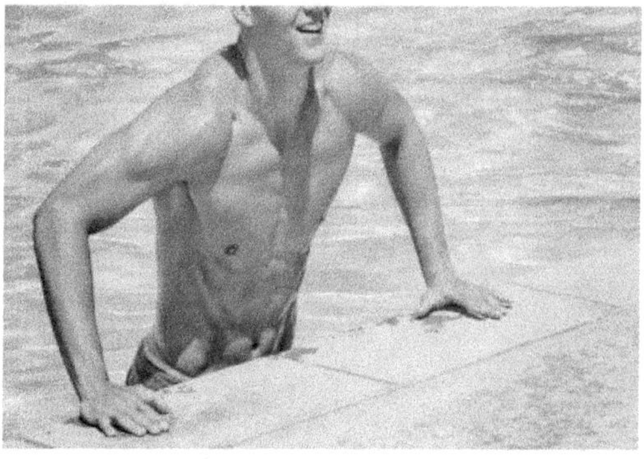

Pour pouvoir avancer dans la vie, il faut puiser au fond de soi, malgré les difficultés que nous rencontrons ne font que nous obliger à nous surpasser, en gardant la tête froide.

Un régime alimentaire est un travail et un effort à faire sur soi, pour retrouver un équilibre de vie, et de bien-être perpétuel de santé.

Nous remarquons que souvent, nous attendons, l'été, pour commencer à prendre soin de nous, alors que cela devait être toute l'année, en rééquilibrant notre repas, pour avoir une bonne digestion et une hygiène de vie.

Nous avons aussi tendance à sauter des repas, et en arriver à prendre un repas tardif, qui nous reste, sur l'estomac, impossible de bien digérer.

Notre estomac prend aussi un coup, sans oublier les aliments, qui nous ballonnent.

Le problème bien souvent est que nous avons du mal à digérer.

Le corps ne stocke de la graisse que s'il a un excès de calories à disposition, sinon il ne peut pas.

Et l'inverse est vrai aussi, le corps ne déstocke de la graisse que s'il en a besoin, à savoir si les dépenses en calories excèdent les apports.

Le corps décide où il stocke la graisse et où il déstocke, et cela n'est en rien lié aux zones du corps plus ou moins demandeuse. C'est plus lié à la génétique, à la répartition du capital de cellules capables de stocker la graisse :

En majorité autour du ventre chez l'homme, peu au niveau des cuisses, tandis que chez la femme il y a en général plus de possibilités au niveau des cuisses...

Le sport en tant que tel ne fait pas maigrir directement, mais indirectement de deux manières :

- **l'effort physique augmente les dépenses caloriques, d'une part, et**
- **une plus grande masse musculaire augmente aussi la dépense du métabolisme de base, d'autre part.**

Ceci dit, les efforts physique ss sont relativement peu gourmands en calories comparé au métabolisme de base : **un homme adulte peu avoir presque 2000 kcal de métabolisme de base, et il faut pratiquement 8h d'efforts soutenus au froid pour la même dépense calor ique par** l'effort physique...

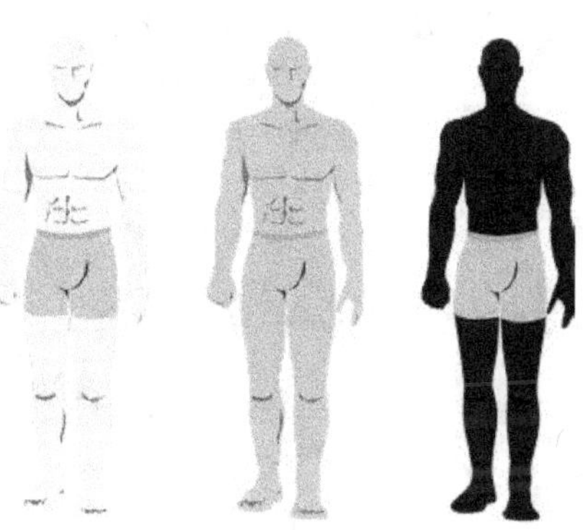

Le corps est une machine complexe qui s'adapte de différentes manières aux variations que nous lui imposons : il y a essentiellement des mécanismes à court terme, d'urgence, et d'autres à long terme.

Et il faut de la patience, de la régularité et de la progressivité pour que les adaptations à long terme se fassent.

L'entrainement n'est là que pour induire le corps à fabriquer plus de muscle et améliorer le fonctionnement des muscles, mais le repos est très important pour laisser au corps le temps de faire face.

Il y a bien des facteurs qui entrent en compte, mais pour prendre une moyenne raisonnable pour un homme de 35 ans ou plus, qui se met au sport, il semble que 2 ou 3 séances au maximum par semaine de musculation bien faite (soit pas plus de 45 minutes par séance, souvent à peine 30 minutes) soit quasiment idéal pour l'augmentation de la masse musculaire.

Pour l'amélioration du système cardio-vasculaire, là il semblerait que l'idéal se trouve entre 2 et 5 entrainements hebdomadaires, en fonction de l'intensité des séances. Et pour le cardio, **il est généralement peu efficace si la séance est au-dessous de 20 minutes, et au-dessus de 1h il n'y a pratiquement plus de bénéfice non plus, mais plutôt surfatigue...**

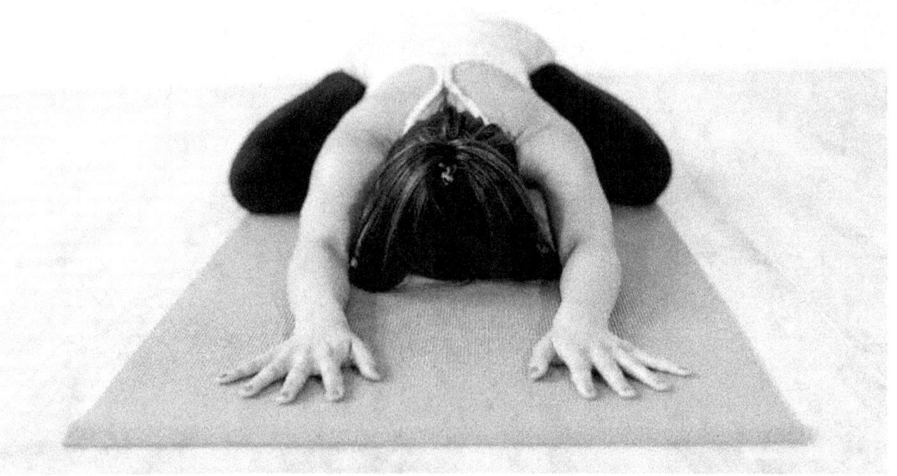

Voilà ma synthèse quelque peu généraliste après des mois de lecture de sites de médecine sportive. Ne pas oublier que nous sommes tous uniques et qu'il n'y a pas une recette miracle valable pour tous :

L'idéal, c'est un bilan médical complet et un suivi avec un médecin du sport qui vérifiera vos paramètres (% de masse musculaire, de masse graisseuse, rythme cardiaque, volume d'oxygène consommé, température corporelle, taux de sucre dans le sang, alimentation spécifique, etc...), si vous vouliez vraiment faire les progrès les plus spectaculaires dans les règles de l'art !

Et sinon…
Couchez-vous à plat sur le ventre, puis corps tendu en appui sur les coudes et pointes de pieds (genoux au début si trop difficile), tenir le corps horizontal parallèle au sol, et si possible idéalement avec en plus respiration abdominale. Ne faites que cela tous les 3 soirs.
Armez-vous de courage et de volonté.

N°7 Se faire aider par les huiles essentielles

La graisse du ventre

Vous avez aussi la possibilité ….

d'utiliser des remèdes à base d'huiles essentielles pour retrouver un ventre plat ! Si on les utilise tous les jours en se massant, ça marche vraiment !
Les 3 huiles principales que j'utilise :

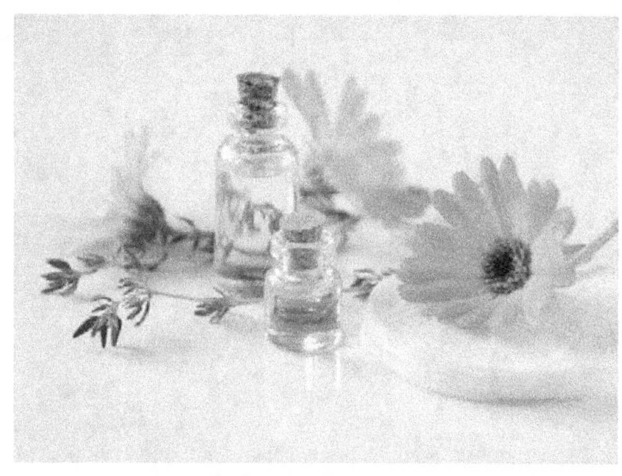

Huile essentielle de mandarine : elle absorbe nos graisses dans les tissus adipeux cutanés et élimine l'eau.
Huile essentielle bio de géranium rosat qu i déloge aussi les
réserves de graisse et la peau d'orange
Huile essentielle d'estragon diminue les ballonnements et permet de retrouver un ventre plat!
Ces huiles aident donc au déstockage des graisses sous la peau, évacuent l'eau gardée dans le corps et gomme la peau d'orange!
à essayer, c'est super efficace !

Conseil : N° 8 Oser le sport

Nous avons tendance, à fuir les salle de sport, trop d'effort est synonyme de besogne. Mais de l'autre côté, plutôt que de tenter le diable, il est bien plus facile de prendre du poids simplement en ne faisant rien. L'activité physique peut en effet être difficile pour certains en raison de douleurs articulaires, comme aux genoux ou au dos, etc.

Mais aujourd'hui il y'a des solutions pour faire un minimum d'exercice physique dans votre planning. Qu'il s'agisse d'opter pour un vélo elliptique pour éviter de courir ou d'utilisation d'un vélo d'appartement plutôt que de faire du 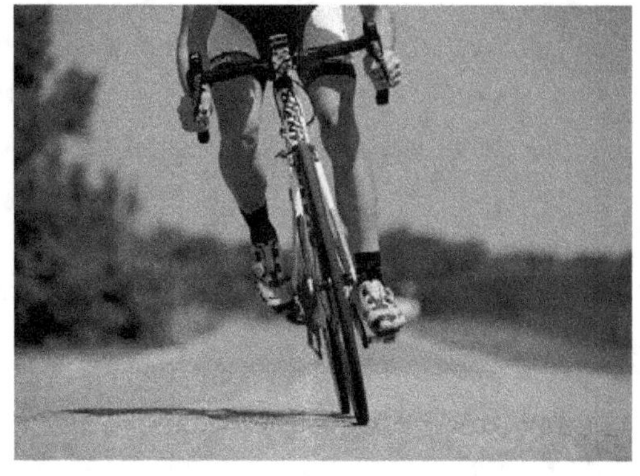 vélo sur les routes dangereuses, ou qu'il s'agisse simplement de prendre une raquette de tennis ou de badminton pour faire une partie avec vos amis ou en famille, ne serait-ce qu'une toute petite partie, elle sera toujours bénéfique.

Grâce à la nouvelle technologie des jeux et de la vidéo, il y a aussi la W i Fit qui vous permet de pratiquer des exercices ludiques dans le confort de votre salon tout en gardant une mesure sur votre niveau de forme physique et des calories brûlées. Ajouté à cela, il y a aussi des jeux comme le tennis, la boxe et le bowling qui exigent de votre part un mouvement réel de sorte à vous impliquer physiquement tout en vous amusant en même temps.

Si vous débutez dans le monde de l'exercice, il est peu probable que vous parviendrez à brûler 500 calories ou plus en une seule séance, si votre objectif est de perdre un peu de poids par semaine.

Dans le cas d'une personne pesant 75kg ou plus, il est peu probable qu'elle perde 500 calories en une seule séance de 30 minutes à jouer au football, au tennis ou en allant courir.

Il faudra plus d'un effort et une plus longue durée pour brûler cette quantité de calories. Tout comme la division de vos repas, vous pouvez échelonner vos séances d'exercice tout au long de la journée pour atteindre vos objectifs.

Une des grandes choses à savoir à propos de ces exercices, en particulier les exercices de type cardiotraining, c'est qu'ils sont réalisables tout au long de la journée et vous offrir ainsi le même résultat qu'une séance d'entraînement continue.

Si vous avez l'habitude de vous réveiller à 6 h 30 le matin pour vous préparer à aller travailler, essayez de vous réveiller plus tôt, peut-être à 6 h, pour faire une petite course de 30 minutes sur un tapis de course avant d'aller prendre la douche. Non seulement vous aurez fait une séance d'entraînement extraordinaire, mais en plus vous serez extrêmement frais et inspiré, avant de vous envoler pour travailler.

En fonction de votre condition physique, une course de 30 minutes peut vous permettre de brûler 400 à 500 calories si vous tenez un bon rythme, mais vous pouvez également faire une marche rapide qui vous permettra encore de brûler au moins 200 calories.

Après le travail, vous pouvez envisager d'aller vous promener, faire un peu de vélo ou même échanger quelques ballons avec vos enfants... en fait tout ce qui vous fera transpirer et fera travailler votre corps.

Pour les intersaisons et les mois d'hiver, essayez de vous inscrire dans une salle de sport et testez toutes les types d'appareils disponibles :

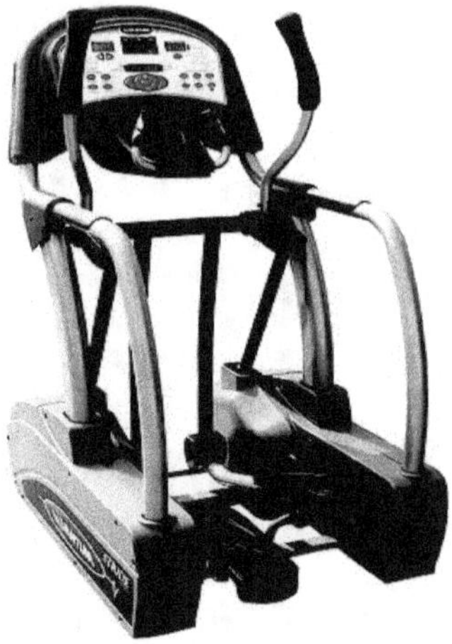

- le tapis roulant,

- le vélo d'exercice,

- les steps,

- le vélo elliptique et le rameur. Tout y est spécifiquement conçu pour renforcer votre cœur et mettre votre corps à l'épreuve.

Commencez lentement et mettez en place un rythme plus soutenu au cours des semaines.

Ne forcez jamais plus que ce que votre corps peut supporter au début. Vous allez naturellement vous sentir mieux au fil du temps et votre état de santé en ressentira les bénéfices.

Conseil : N°9 Votre meilleure alliée santé avec l'eau

Habituellement, les experts nous disent qu'il faudrait boire au moins 8 verres d'eau par jour, mais cela peut être en fonction de votre poids et de vos besoins par rapport à votre travail.

Alors, pourquoi les experts suggèrent-ils que nous buvions beaucoup d'eau et pourquoi est-elle si essentielle à une vie saine ?

Et bien, d'abord elle contribue à éviter la déshydratation et elle veille au bon fonctionnement de notre système rénal et à l'élimination des déchets, de plus elle contribue à augmenter votre métabolisme qui vous aide à perdre du poids.

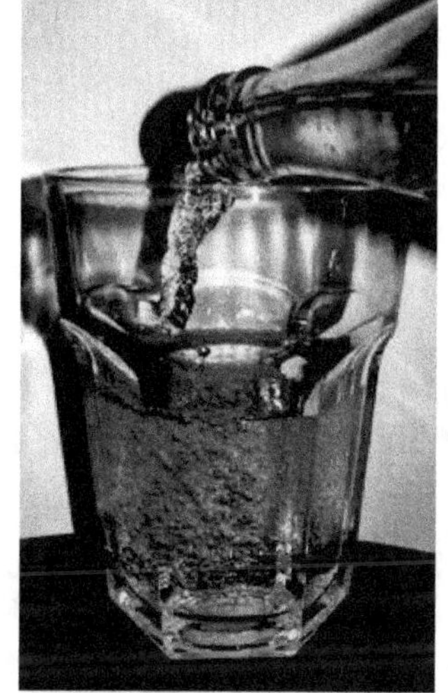

Mais au-delà de l'écoute de ce que les experts vous disent, vous devriez en priorité apprendre à écouter votre corps. Lorsque vous avez soif, vous boirez naturellement de l'eau pour vous réhydrater.

 Selon le type de travail que vous faites, vous devriez essayer de prendre l'habitude de boire régulièrement de l'eau ou, mieux encore,

- **gardez toujours une bouteille d'eau à portée de main,** surtout les jours de grandes chaleurs, car la chaleur vous fait transpirer et votre corps aura besoin d'être régulièrement réhydraté.

Non seulement **elle contient zéro calorie**, mais elle est aussi la meilleure source pour étancher votre soif et surtout la plus saine.

Vous pouvez envisager d'ajouter de l'eau à tous vos repas et faire disparaître

- les boissons aux fruits et

- vos sodas, car elle aidera à réduire votre apport calorique et vous vous sentirez également beaucoup mieux sans tout le sucre ajouté contenu dans les autres boissons.

Conseil : N°10 Utiliser la pensée positive

En plus de favoriser notre succès, cela nous amène à positiver le contenu négatif de notre objectif. Sans doute faut-il prendre le temps, de s'apprécier soi-même, avant d'entamer, notre propre transformation, car au regard des autres, nous paraissons toujours comme ils nous voient, et cela vient à dire des reproches sur notre personne.

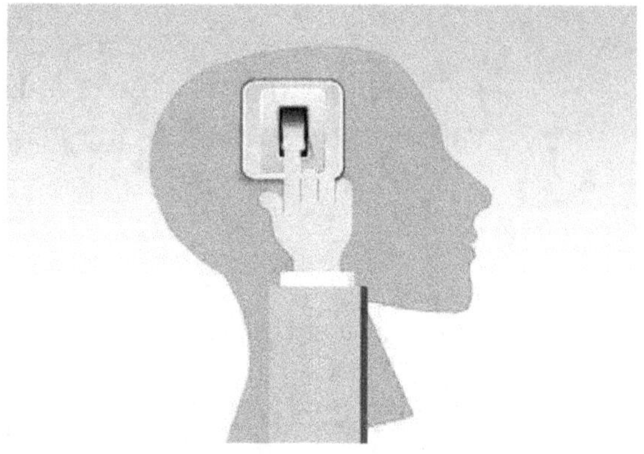

Mais, si vous arrêtez, de donner la possibilité aux autres de vous juger, et construire une confiance absolue en vous ne serait que bénéfique à long terme.

Il faut admettre la confiance en soi est une des choses nécessaire pour réussir

Les gens c'est vrai ont tendance à juger les autres, en oubliant d'enlever leurs propres saletés dans leurs yeux et le fait de rester positif, peut déstabiliser plus d'un.

Il est tout à fait légitime de vouloir améliorer son physique ou sa vie dans la même occasion, rien n'est plus naturel que de vouloir trouver un équilibre qui correspond à ses aspirations profondes à changer son existence, et chercher un physique de rêve.

Si tel sont vos objectifs, comprenez que vous pouvez les réaliser, qu'il faudra beaucoup d'abnégation et le respect de certaines règles.

- *Soyez certain que vos désirs* sont du domaine du possible. Et qu'ils ne s'opposent pas à des obstacles de santé, et de motricité flagrante, vérifiez que vous êtes en bonne santé pour faire certains exercices et que vous êtes dans de bonnes conditions, pour entamer ce changement.

- *Fixez concrètement votre but.* Il est bien clair que vous souhaitez perdre du poids, affiner votre silhouette et améliorer votre bien-être au quotidien.

- *Ce que vous devez faire, c'est de maintenir, dans votre esprit, une image précise de ce que vous souhaitez obtenir.* Visualisez la chose que vous désirez. Ressentez déjà ces émotions comme si votre rêve est réel.

- **— Si vous voulez obtenir un corps de rêve,** représentez-vous votre futur physique d'apollon ou de déesse, imaginez que vous recevez des compliments de votre entourage, pour vos efforts. Voyez mentalement vos amis proches, et famille dire : <<Je te félicite sincèrement pour ton sérieux, et tes capacités allez au bout de ta transformation, tu es

magnifique, quelle belle allure, tu as un corps parfait. Bravo!>>

. — Laissez un délai suffisant pour la réalisation de votre souhait environ 3mois

. —- Ayez confiance en votre subconscient, votre vœu se réalise.

Conseil : N°11 Aller… passer à l'action

L'action détermine la réalisation de vos objectifs, en vous fixant un but, faites en sorte pour l'atteindre, vous avez le désir de perdre du poids ? Faites-le sans plus tarder.

Alors, sans un peu de discipline pour résister aux si nombreuses tentations et préférer les aliments sains plutôt que les aliments malsains et sans un minimum de motivation, vous trouverez la route vers un mode de vie plus sain bien difficile.

Vous devez apprendre à vous entourer de personnes qui vous tirent vers le haut et qui ont aussi de bonnes habitudes alimentaires, qui avancent vers des objectifs similaires aux vôtres.

Aucune lecture ni aucun « Oui, je peux le faire », ne vous seront utiles si vous ne franchissez pas la première étape. Il faut un engagement ferme pour vous mettre sur les rails et il faut un engagement tout aussi fort pour vous y tenir.

La plupart des personnes abandonnent après un laps de temps très court, car leurs efforts ne sont pas soutenus, ils ne sont pas satisfaits des résultats. Si vous pouvez vous engager, garder votre motivation et continuer à aspirer à une meilleure alimentation et une pratique physique régulière, vous atteindrez votre objectif. Peu importe quel est l'objectif, que ce soit pour perdre du poids, augmenter votre endurance ou devenir un bon athlète dans un sport particulier, vous avez juste besoin d'aller de l'avant, de produire l'effort et le travail nécessaire.

Au cours du temps, non seulement vous vous habituerez mentalement à ces nouvelles pratiques, mais vous développerez aussi une grande discipline et une formidable confiance en vous. Vous afficherez alors tout naturellement une attitude positive qui signifiera que vous êtes en mesure de résister à toute sorte de tentation.

Tout le monde doit commencer quelque part. Déterminer vos objectifs, et aller avec douceur, sans mettre la charrue avant les boeufs en voulant rapidement perdre 4 kg sur un tapis de course en une seule semaine, cela vous fera plus de mal que de bien.

Conclusion

Bien évidement, qu'il n'est jamais facile de transformer son apparence physique ou autre, mais c'est en vous appuyant sur votre propre force, que vous arriverez à atteindre vos objectifs.

Démarrant lentement le processus est la clé de votre réussite. Commencez par faire une marche rapide pour aider votre corps à s'acclimater aux chemins plus rigoureux que vous comptez lui faire prendre dans les semaines à venir.

Vous voulez établir un vrai plan d'attaque contre vos kilos superflus et améliorer votre état de santé, alors tout ce dont vous avez vraiment besoin c'est d'un petit laps de temps par jour alloué à votre séance d'exercice et d'un œil sur ce que vous consommez.

Soyez confiant (e) et travaillez dans le sens de vos objectifs. Notez-le pour ne pas les perdre de vue. Soyez positif (e) et vous obtiendrez les résultats souhaités.

Enfin, peut-être est-ce le bon moment pour commencer à élaborer ce plan d'action et commencer à le suivre de manière à vous ouvrir, dès maintenant, cette route vers une vie meilleure, cette vie saine que vous méritez bien.

En bref, ma contribution est de vous aider à aller de l'avant, et le plus loin possible, avec les 11 conseils et des exercices pratiques pour réussir au mieux au quotidien et atteindre vos objectifs de bien-être.

Et je vous souhaite la meilleure des formes, et dans l'espoir que ce livre transforme vos objectifs en réalité.